ÉTABLISSEMENT THERMAL

DE

BAGNOLES-DE-L'ORNE

Chemin de fer de Paris à Granville avec embranchement à Briouze pour la Ferté-Macé.

Un chemin de fer en construction passant par Bagnoles reliera bientôt la Normandie et la Bretagne.

DEUXIÈME ÉDITION

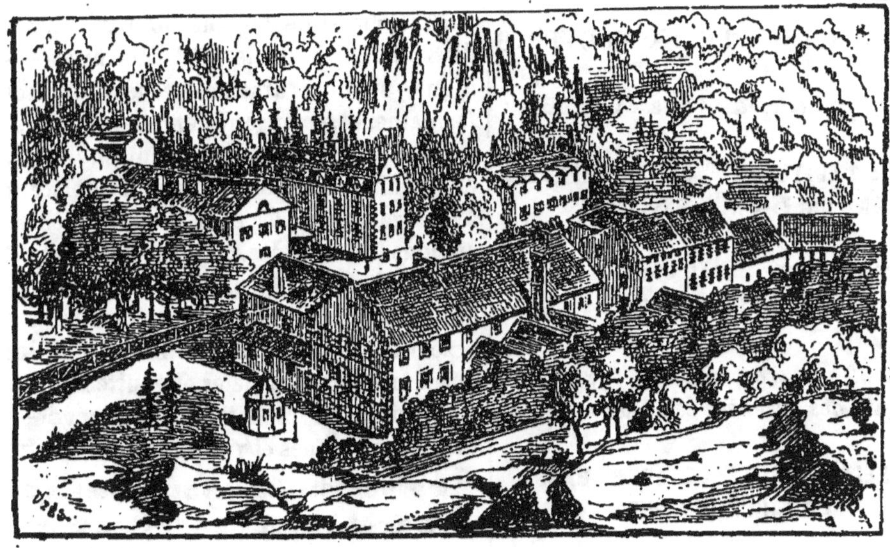

LA FERTÉ-MACÉ

TYPOGRAPHIE-LITHOGRAPHIE Vᵉ A. BOUQUEREL

3, RUE DE LA TEINTURE, 3.

1877

ÉTABLISSEMENT THERMAL

DE

BAGNOLES-DE-L'ORNE

GRAND HOTEL DES BAINS
Situé dans l'Etablissement

250 CHAMBRES & APPARTEMENTS

Prix modérés ; Consommations de 1er choix ; Vins des 1ers crus.

TABLE D'HOTE POUR 150 COUVERTS

Restaurant à la carte ; Café ; Billard

CHEVAUX & VOITURES Pr LES PROMENADES EN FORÊT & AUX ENVIRONS

SITE MAGNIFIQUE ET D'UNE SALUBRITÉ EXCEPTIONNELLE

Parc de 50 hectares, traversé par la Vée et planté des essences les plus variées

CHAPELLE ET TÉLÉGRAPHE DANS L'ÉTABLISSEMENT

SALON DE CONVERSATION ET DE LECTURE

Casino ; Théâtre ; Jeux de toute sorte.

JOURNAUX ANGLAIS ET FRANÇAIS

2 COURRIERS PAR JOUR

Omnibus à tous les trains (Gare de la Ferté-Macé, 6 kilom.)

Chemin de fer en construction jusqu'à Bagnoles

ENGLISH SPOKEN

Les Sources de Bagnoles sont au nombre de 3 : l'une thermale (27°) chlorurée sodique, sulfurée arsenicale ; les 2 autres ferrugineuses-manganésiennes, crénatées-froides (12°) ; elles se prennent en bains, en douches et en boissons et remplacent avantageusement les eaux des plus célèbres stations allemandes. Elles conviennent surtout dans les dyspepsies, les diarrhées chroniques, les suites de couches, les eczémas, les plaies par armes à feu, les affections rhumatismales et goutteuses, les paralysies, le lymphathisme, les engorgements des organes et viscères abdominaux.

Prises en boisson, les Eaux de Bagnoles sont particulièrement digestives et tonifiantes ; elles n'altèrent pas le vin.

Expéditions par caisses de 25 et de 50 bouteilles. — Prix : 50 c. la bouteille, emballage et port en sus.

Adresser les commandes à l'Etablissement ou à Paris, au siége social.

ÉTABLISSEMENT THERMAL

DE

BAGNOLES-DE-L'ORNE

Chemin de fer de Paris à Granville avec embranchement à Briouze pour la Ferté-Macé.

Un chemin de fer en construction passant par Bagnoles reliera bientôt la Normandie et la Bretagne.

DEUXIÈME ÉDITION

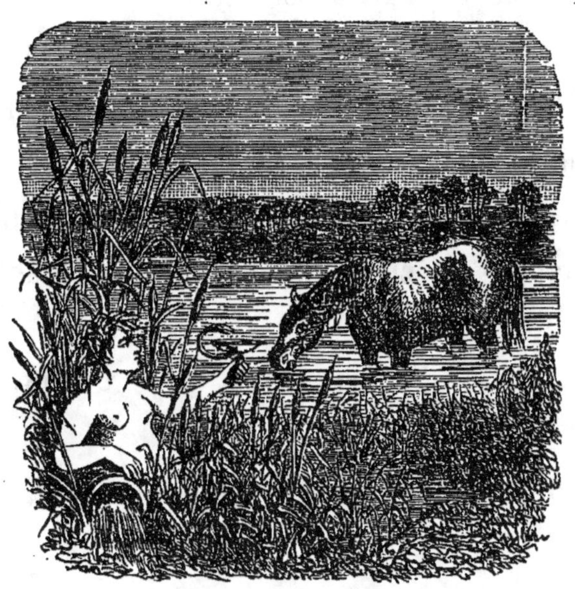

Bagnolenses invenit fontes

LA FERTÉ-MACÉ

TYPOGRAPHIE-LITHOGRAPHIE Vᵉ A. BOUQUEREL

3, RUE DE LA TEINTURE, 3.

—

1877

NOTA

Le 16 juillet 1868, nous nous sommes rendu à Bagnoles-de-l'Orne, et là, pendant plusieurs jours, nous nous sommes livré à divers essais sur l'eau des sources de l'Etablissement.

Muni ensuite des échantillons nécessaires, nous avons complété notre travail en notre laboratoire de Lieusaint, près Paris.

On a seulement étudié trois sources, celles qui depuis longtemps et spécialement desservent l'Etablissement Thermal.

O. HENRY.

Ci-après les résultats de notre travail.

BAGNOLES-DE-L'ORNE

SES SOURCES NATURELLES

Etude chimique sur leur Composition et leurs éléments minéralisateurs

Par M. Ossian HENRY

Membre de l'Académie nationale de Médecine, Professeur agrégé honoraire de l'Ecole de Pharmacie de Paris, etc. etc.

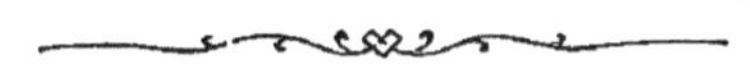

EXAMEN CHIMIQUE DES EAUX DE BAGNOLES-DE-L'ORNE

Ces eaux minérales naturelles sortent de terrains de nature granitique, de gneiss, etc., et sont toutes peu chargées de substances gazeuses et salines ; aussi les réactions directes sont-elles lentes à se produire, et nous a-t-il fallu concentrer 15 à 20 litres d'eau pour obtenir des produits faciles à isoler ensuite, ou à apprécier définitivement.

SOURCE THERMALE OU GRANDE SOURCE.

Cette source sourd d'un terrain de grès quartzeux, désigné par les géologues : *grès à fucoïdes*, qui constitue la chaîne que l'on retrouve dans le pays de Mortain et de Domfront.

Elle coule avec un débit qu'on évalue à 152,500 litres par jour, en accusant une température de 26 à 27 degrés centigrades.

Bien captée, elle est enfermée dans un petit pavillon carré, couvert, situé au centre de l'établissement, sur les bords du terrain ou coule la Vée, et au-dessous de la Chapelle ; c'est celui qui frappe le premier la vue quand on entre dans la cour de l'établissement.

Un appareil de chauffage, placé à quelques mètres au-dessus de la source, permet de la pomper et d'en élever les degrés ; soit un peu pour les bains, soit davantage pour les douches. La buvette est aussi au-dessus de la source, qui alimente, en outre, deux piscines, l'une pour les enfants et quelques dames, l'autre très-belle, plus éloignée, et d'une très-grande dimension, car on peut s'y réunir en grand nombre et y nager aisément.

La source, qui sort par plusieurs griphons d'un sol un peu caillouteux et d'un limon léger noirâtre, s'élève dans le bassin à la hauteur d'un mètre environ, et là, si on ne l'agite pas, elle présente une *admirable limpidité*. A chaque instant et par intermittences rapprochées, il se dégage dans tous les points de la surface des bulles nombreuses de gaz que j'ai recueillies moi-même dans la source pour les analyser.

La température que j'ai trouvée était de 27 degrés centigrades, l'air extérieur étant à 31.

Dans la grande piscine, un peu éloignée, elle marque encore 25°, ce qui fait un bain très-agréable pour la natation.

L'eau est d'une odeur très-*légèrement sulfureuse*, d'une saveur presque nulle et d'une certaine onctuosité, quand on est dans le bain.

Son odeur sulfureuse, qui rappelle celle des œufs cuits, est plus manifeste quand on l'agite fortement avec l'air dans une bouteille, ou quand on y ajoute quelques gouttes d'acide sulfurique. C'est ce qui a fait penser, avec une certaine raison, qu'elle pouvait contenir un *monosulfure*.

Nota. — Dans l'enceinte de la source et dans l'atmosphère qui en remplit l'espace, l'odeur sulfureuse est très-nettement sensible, beaucoup d'objets d'argent ou de cuivre décapés mis dans cette atmosphère se ternissent, puis prennent assez rapidement une teinte bistrée et noirâtre.

Enfin dans les parcours de la source, à l'air, on remarque beaucoup de *conferves* avec quelques filaments de *sulfuraire*, et dans les piscines tous les murs sont tapissés de diverses *conferves vertes, jaunes ou rouillées*. Il en est ainsi dans beaucoup d'établissements thermaux.

L'eau de la source qui nous occupe, accuse, soit directement, soit dans les produits de la concentration, par les principaux réactifs, la présence de la *Chaux*, de la *Magnésie*, en petite quantité, de la *Potasse*, de la *Soude*, de la *Lhitine*, de *Silicates*, de *Chlorure*, de *Sulfates*, de *Phosphates*, de *Carbonate*, de *Principe sulfuré*, (acide sulphydrique libre ou combiné) d'indices de *Fer* et d'une *matière organique* (*acide Crénique* ou *Ulmique*.)

L'ébullition n'en dégage que des traces *d'Acide carbonique*: les papiers bleus et rougis de Tournesol y restent à peu près indifférents ou rougissent bien légèrement.

Pour arriver à la composition définitive de cette eau que nous donnerons tout à l'heure, nous avons déterminé, tantôt à *part* chaque élément, tantôt *plus directement*; puis par le calcul et des considérations théoriques nous les avons groupés *rationnellement*.

Quelques essais, tout à fait spéciaux, ont été entrepris à part, tant pour la recherche de la *Lhitine*, du *Phosphate* et pour reconnaître l'*Iodure* et l'*Arsenic*, que pour déterminer *rigoureusement* la nature et la proportion de l'*Elément sulfuré*.

Nous croyons devoir les signaler ici en quelques mots. Il a fallu, pour ces recherches, concentrer beaucoup d'eau minérale afin d'opérer sur des produits un peu plus riches en principes salins.

Or, pendant les concentrations, nous avons toujours reconnu qu'il se formait avec la *Source thermale* des flocons noirâtres, comme limoneux, qui recueillis et séchés, étaient grisâtres, brûlaient au feu en grande partie, ou se carbonisaient par l'acide sulfurique à chaud.

Les résidus *salins* ont présenté un produit jaunâtre, comme frité, empâtant des *Cristaux prismatiques* et *cubiques* vus à l'aide d'une forte loupe. Pour les *eaux ferrugineuses*, les résidus étaient également peu abondants, mais recouverts d'un produit rouge ocracé.

La Source termale ou grande Source a donné par dix kilogrammes ou *dix litres d'eau* :

Un résidu pesant sec *1 gramme 24 centigrammes.*

Les deux autres pour *une même quantité :*

Celle du jardin, *1 gramme 17 centig.*

Celle des dames, *1 gramme 4 centig.*

C'est avec ces résidus que nous avons établi les principaux dosages cherchés.

DÉTERMINATION DU PRINCIPE SULFURÉ.

L'existence du *principe sulfuré* ne fait pas et n'a jamais fait doute dans l'eau de la Source *principale thermale* de Bagnoles-de-l'Orne.

Il est sensible à l'odorat, on le reconnaît par certaines réactions avec les *sels d'argent*, *l'acide arsénieux*, les *monnaies d'argent* bien *décapées*, et tous les chimistes l'ont indiqué comme un des éléments minéralisateurs de l'eau en question.

Est-il libre en *Acide sulfhydrique* ou combiné en *monosulfure*? — C'est ce qui n'a pu être décidé positivement. Je penche pourtant pour cette opinion, par les diverses considérations émises précédemment.

Dans le but de doser, s'il était possible, la proportion de cet agent minéralisateur, nous avons fait sur place, différents essais, par le mode si ingénieux de *Dupasquier*, le *sulfhydromètre*.

Mais afin d'obtenir des notations sensibles, nous avons, d'une part, agi chaque fois sur 5 litres de l'eau puisée immédiatement et *convenablement refroidie*; de l'autre, en prenant une solution *iodée titrée 4 fois moins forte* que celle de *Dupasquier*; on avait alors 4 degrés à l'instrument, au lieu d'un, et l'on trouvait ainsi des écarts plus faciles à lire et à noter.

Par les calculs on ramenait les résultats à 1,000 grammes d'eau et à l'état normal de *Dupasquier*.

Après plusieurs essais, faits en quelques jours, la moyenne obtenue a été pour un litre d'eau : de 4, au sulfhydromètre, toute annotations et précautions prises, ce qui représente par litre : *soufre*, 0 gr. 00178 ou *acide sulfhydrique* 0 gr. 0019 ou 1,224 cent. cubes.

DÉTERMINATION DE LA LITHINE.

La *Lithine* existe dans un certain nombre d'eaux minérales, soit *alcalines*, soit surtout *silicatées* du genre de celle qui nous occupe.

Je l'ai reconnu en prenant quelques litres de l'eau de Bagnoles, concentrée, additionnée d'une solution de soude pure à l'alcool, filtrant et ajoutant du *Phosphate de soude pur*.

Bientôt, et surtout après 48 heures de repos, on a vu des *flo-cons blancs* se réunir et s'accumuler progressivement au fond du vase. Ils ont été reconnus ultérieurement pour constituer un *Phosphate sodico-Lithique.*

DÉTERMINATION DU PHOSPHATE.

C'est toujours dans des produits de concentration filtrés que nous avons cherché ce sel. Nous avons versé de *l'Azotate* neutre d'argent (la liqueur *tenue neutre.*)

Nous avons recueilli ce dépôt, composé en presque totalité de *Chlorure,* et en le traitant par *l'acide azotique* pur, très-dilué, nous avons pu voir, dans le liquide filtré apparaître des *flocons jaunâtres* lorsque nous avions saturé très-*exactement* par l'*Ammoniaque* pure.

RECHERCHE DE L'IODE OU DE L'IODURE.

Nous avons évaporé plusieurs litres de l'eau de Bagnoles (source thermale) et amené le résidu de la concentration à quelques grammes, après avoir séparé, par le filtre, tous les dépôts siliceux, ferreux et organiques. Ce résidu, étendu d'alcool rectifié pur, a laissé séparer un produit insoluble, et la liqueur a été filtrée de nouveau, puis concentrée après avoir été mêlée d'un indice de potasse très-*pure* ; on a calciné, repris par l'eau et filtré encore : puis à l'aide d'une solution récente d'amidon et de clore très-nouvellement préparé, ou d'acide azotique, hypo-azotique, mis en gouttes avec le plus grand soin. On a attendu la *teinte bleue caractéristique* ; mais nous n'avons eu rien d'assez distinct pour nous prononcer sur la présence d'un *Iodure* dans l'eau de Bagnoles qui nous occupe.

RECHERCHE DE L'ARSENIC OU D'UN COMPOSÉ ARSENICAL.

Depuis que le savant professeur Thénard a reconnu dans les eaux du Mont-Dore, l'existence d'un principe arsenical entrevu aussi dans l'eau alcaline silicatée de Plombières, etc. ; on l'a recherché dans d'autres eaux (nous mettons à part les sources ferrugineuses dans la plupart desquelles l'arsenic a été signalé.)

Nous avons donc songé à le chercher dans l'eau de Bagnoles. Pour y parvenir, réunissant le produit concentré de cette eau, nous l'avons amené à l'état sec avec soin, additionné d'acide sulfurique *très-pur* et assez fortement chauffé.

Dissous dans un peu d'eau et introduit dans un appareil de Marsh bien éprouvé, il nous a fourni des *résultats très-positifs et très-manifestes* de la présence d'un *composé arsenical.*

MATIÈRE ORGANIQUE.

Dans beaucoup d'analyses, on signale dans l'eau de Bagnoles de la *Barégine* ; rien ne prouve l'existence de cette substance déjà complexe où la silice domine, avec des confervos diverses ; mais l'eau évidemment, tient une *matière organique* de [nature *Ulmique*, probablement comme *l'acide crénique,* et empruntée aux terrains qu'elle traverse. Ainsi qu'on l'a dit, pendant la concentration de l'eau minérale, elle apparaît progressivement en *flocons grisâtres*, et le dépôt se réunit au fond des vases; elle se détruit par l'action du feu et laisse un *résidu siliceux distinct.*

Lorsqu'on ajoute dans l'eau minérale intacte un peu d'azote d'argent, le liquide se trouble en *blanc laiteux,* puis très-rapidement acquiert une couleur *violacée vineuse ou brunâtre* assez différente de celle que produit le Ch   re argentique à la lumière. Nous attribuons cet effet   dite ma- tière *organique en solution.*

Savoir pour litre d'eau (1,000 grammes à son émergence.)

	Gr. Centig.	
Acide sulfhydrique libre et peut-être en même temps monosulfure.....	0,0019	en vol. 1,224 c. c. et poids soufre 0,00178.
Chlorure de sodium	0,0600	
Sulfate de soude calculé anhydre....	0,0020	
Arseniate de soude (Traces)		
Phosphate de chaux..............	0,0200	
Fer et manganèse................	0,0005	
Bicarbonates { de chaux / de magnésie	0,0150	
Silicates { de lithine.................	0.0030	
de potasse / d'alumine	0,0270	
Matières organiques { Acide ulmique / Acide crénique	0,0015	
Total.........	0,1309	

Il ressort manifestement de ce tableau que l'eau de la source thermale de Bagnoles est une eau

Chlorurée-Sodique, Sulfurée Arsénicale.

GAZ RECUEILLI DANS LA GRANDE SOURCE

Le gaz que j'ai recueilli moi-même dans la grande source *Thermale,* était composé pour 100 parties :

D'acide carbonique....................... 5 à 6

Et d'azote................................ 94 à 95

LIMON DE LA SOURCE.

Le limon pris dans le fond de cette source était *noirâtre, gris* quand on le séchait; il renfermait beaucoup de *silice* et d'*alumine*, des *carbonates terreux*, des *matières organiques* et surtout beaucoup de *sulfure de fer*.

L'existence de ce sulfure est encore une preuve de la nature *sulfureuse* de l'eau *Thermale*, et peut-être même de son état *monosulfuré*; car c'est par l'action successive de l'eau minérale sur le sol du bassin, que ce sulfure noir terreux doit se produire.

On remarque depuis très-longtemps que tous les linges, serviettes, peignoirs, fond de bains employés dans le service balnéatoire, n'ont qu'une courte durée; qu'ils se déchirent et se mettent en charpie très-promptement, comme s'ils étaient brûlés par un acide. C'est bien là l'effet qui se produit et qui est remarqué dans beaucoup d'établissements où existent des sources sulfureuses. M. Francœur l'a signalé le premier il y a longtemps à Aix-les-Bains, pour la source dite de *soufre* qui n'est qu'à *peine sulfurée pourtant*.

Le principe sulfuré, qui adhère aux linges, se change peu à peu à l'air, en *acide sulfurique*, et c'est lui qui porte ultérieurement son action sur le *tissu* lui-même et le détruit.

DES SOURCES FERRUGINEUSES DE BAGNOLES-DE-L'ORNE.

Le terrain qui entoure l'établissement, celui même du pays, laisse suinter beaucoup d'eaux, qui par leur aspect irisé à l'air, et les dépôts ocreux faits dans leurs parcours, s'annoncent comme étant chargées de fer. Mais il en est deux principales voisines, situées dans le parc, à peu de distance de l'établissement, captées et connues depuis longtemps; elles sont mises en usage par les malades sur l'ordonnance des médecins et sont désignées par les noms de *Source des Dames* et *Source Dufay* ou du *Jardin*. Jusqu'ici leur captage existe, mais nécessite quelques réparations.

Ces eaux sont froides à 12 ou 13 degrés centigrades; mais à part le composé terreux qu'elles contiennent, elles ont la même nature que la source *Thermale*, c'est-à-dire qu'elles sont très-peu chargées de substances salines, et principalement de *si-*

licate et de *chlorures* ; avec les autres reconnus dans celle-ci, elles dégagent quelques bulles de gaz au griphon et émettent un peu d'*acide carbonique* par l'ébullition.

Dans l'une et l'autre de ces sources, on obtient les réactions suivantes :

1° Avec le ferricyanure de potassium (*prussiate rouge*). *Coloration bleuâtre* et *dépôt bleu plus ou moins abondant.*

2° Avec le ferricyanure de potassium (*prussiate jaune*). *Teinte bleuâtre légère.*

3° Avec le sulfhydrate de soude. *Couleur noire* et *dépôt noir abondant.*

4° Avec le tannin (acide tannique) *Couleur violacée, lie de vin très-foncée, puis dépôt floconneux violacé.*

L'analyse a été faite d'abord sur des résidus de concentration mélangée de plusieurs litres d'eau et par les méthodes ordinaires, suivies en pareil cas ; mais c'est précisément sur la détermination précise de l'*élément ferrugineux* que nous avons porté toute notre attention. Ainsi à quel titre se trouvait-il ? — Est-il uni au *manganèse* ? *à du cuivre, à des matière organiques* ? enfin était-il *arsenical* ?

Au lieu d'opérer sur les résidus ocracés de la concentration des eaux ci-dessus, ce qui aurait exigé des masses considérables à évaporer et n'aurait donné que des produits très-peu abondants, nous avons agi sur les dépôts ocreux recueillis à chaque source dans les bassins et les conduits d'écoulement.

Nous avions toutefois déterminé à part, d'une manière très-rigoureuse, *la proportion de fer* dissoute dans les deux eaux ferrugineuses ci-dessus désignées, soit par la *pesée*, soit mieux encore par des *liqueurs normales titrées.*

Ainsi j'avais fait une solution titrée de *cyani-ferrure de potassium (prussiate rouge)* pris en beaux cristaux et au 1/40 ; — Nous avions à part, comme point de départ, une autre *solution titrée* de *protosulfate de fer pur*, bien cristalisé ; et nous servant d'un instrument gradué (*alcalimètre*), nous déterminâmes ce qu'il nous fallait de la première liqueur pour précipiter *tout le fer* de la seconde en un *dépôt bleu insoluble*. Nous avions ajouté, pour que l'insolubilité eût lieu, du *chlorure de sodium pur* dans la dissolution du *sulfate ferreux* jusqu'à teinte bleuâtre du liquide clair. Le nombre de degrés indiquait par le *calcul* aisément la quantité de *protoxide de fer* ou de *fer même*. Alors en opérant de la même manière sur 1 litre ou 2 litres de l'eau minérale (*Source des Dames* ou *Source du Jardin*), nous avons vu ce que chacun tenait de *fer* ou de *protoxide ferreux* en dissolution.

Ainsi savoir :
- La Source des Dames donna par litre. 0,022ᵍ
- La Source du Jardin................ 0,048

Nous arrivons donc maintenant à l'examen des dépôts ocreux recueillis, tant dans les bassins des sources que dans les conduits d'écoulement ; chaque source étant analogue, à la proportion près du fer, on n'a pas spécifié les dépôts, on n'en a pris qu'un de l'ensemble.

DÉPOT OCRACÉ DES SOURCES FERRUGINEUSES DE BAGNOLES-DE-L'ORNE.

—

SOURCE DES DAMES ET SOURCE DU JARDIN.

Ce dépôt bien lavé à l'eau présentait une couleur jaune un peu orangée ; il était très-doux au toucher, non sableux par conséquent ; recueilli sur un papier non collé et séché, il avait une couleur un peu plus rougeâtre. Traité par de l'eau *gazeuse carbonique* bien chargée, il a laissé dissoudre quelques *carbonates terreux* et un peu de phosphate.

Les *acides chlorhydrique, azotique*, y déterminent une assez vive effervescence, due à la décomposition des *carbonates terreux*. Puis après dissolution complète du fer on voit un dépôt floconneux, grisâtre, se former. Ce dépôt renferme de la *silice* et une *matière organique* que nous considérons se rapporter à l'*acide crénique* ou au composé désigné par ce nom. — Si l'on fait chauffer le dépôt ocreux, il devient d'un rouge plus inteuse en perdant son eau d'hydratation, puis noircit en laissant décomposer une matière organique dont l'odeur n'a rien d'*azoté* ou d'*ammoniacal* sensiblement

Traité à chaud par l'*acide sulfurique*, la carbonisation est plus rapide et plus prononcée.

Il y a donc une *matière organique* avec l'*élément ferrugineux*; nous l'examinerons tout à l'heure.

En calcinant fortement un poids connu du *produit ocracé* avec la *potasse pure* et le chlorate de *potasse*, on obtient un résidu d'un *vert bouteille ou rosé* qui donne par l'eau une certaine quantité de *manganate* et d'*hypermanganate*; le *manganèse* existe donc à côté du *fer* dans le dépôt des sources ferrugineuses de Bagnoles (1).

ACIDE CRÉNIQUE ET APOCRÉNIQUE.

On trouve dans beaucoup d'eaux minérales ferrugineuses, le fer associé à une substance organique qui dérive des produits de *l'Humus* (*acide ulmique*, *ulmine*, etc.) et que Berzelius, le premier, a étudié en lui donnant les noms d'*acide crénique* et *apocrénique*. Nous l'avons trouvée à Vittel et surtout dans les eaux de Forges, en Normandie, ainsi que dans leurs dépôts avec lesquels la pharmacie fabrique des poudres et des tablettes de *Crénate de fer*. C'est un état *du fer* très-favorable au point de vue médical pour *l'assimilation* de ce métal par l'économie animale; car il corrige la trop grande stypticité du fer et son action souvent irritante sur les membranes muqueuses de l'estomac ou des intestins. Il paraît se former par l'action réductrice des matières *humiques* (*Acide crénique*, etc.,) sur les *sesquioxides de fer* en produisant secondairement des *proto-sels*, *proto-crénates* surtout, solubles dans l'eau ou à la faveur de *l'Acide carbonique*; mais

(1) Un essai approprié fait à part pour chercher le *cuivre* dans le dépôt, ne nous a donné qu'un résultat négatif.

devenant assez vite par l'action de l'air, *sesqui-crénate* et *apo-crénate* insolubles, qui constituent les dépôts dans les bassins, les rigoles et même dans les vases où sont renfermées ces eaux.

A Bagnoles, le *fer* et le *manganèse* qui l'accompagnent sont dans cet état.

Pour le prouver, nous avons pris une certaine quantité du dépôt ocreux ci-dessus, et nous l'avons fait chauffer pendant un certain laps de temps et à épuisement avec de la potasse très-pure. La solution obtenue, filtrée, était claire, mais d'un brun ambré foncé : neutralisée par l'*acide acétique*, il s'y est formé *d'abondants flocons bruns* qui se sont bientôt réunis en un dépôt volumineux ; recueilli et lavé à l'alcool, ce dépôt a donné tous les caractères propres à l'*acide crénique*, et dans le liquide de la filtration, on trouve de l'*acide apocrénique*.

Les eaux ferrugineuses de Bagnoles sont donc des eaux *Mangano-ferreuses crénatées*.

Sont-elles arsénicales ? — On va le dire ci-dessous.

RECHERCHE DE L'ARSENIC.

Le dépôt ocracé, traité à chaud par *l'acide sulfurique* très-pur, chauffé fortement et lessivé, a fourni un liquide qui fût soumis dans l'appareil de *Marsh* ; il a produit quelques *taches noires miroitantes arsénicales*.

Par le procédé décrit dans le traité d'analyse chimique des eaux minérales de MM. Ossian Henry père et fils, page 333, nous avons eu aussi quelques réactions conduisant au même résultat. Il y a donc traces d'arsenic à côté du fer et du Manganèse.

Voici dans un tableau le résumé de l'analyse chimique des trois sources ci-dessus de Bagnoles-de-l'Orne.

TABLEAU

DE LA COMPOSITION CHIMIQUE DES SOURCES DE BAGNOLES-DE-L'ORNE, POUR 1 LITR[E]

Source thermale 27° centigrades
chlorurée-sodique, sulfurée et arsenicale.

1° 4 Sulfhydrométriques.

Acide carbonique 5 à 6 }
Azote .... 95 à 94 } p. 100 part.

ACIDE sulfhydrique
peut-être en même
temps monosulfure } 0,0019

en vol. 1,224 c. c. en poids de soufre 0,00178.

Chlorure de sodium. 0,0600
Sulfate de soude cal-
culé anhydre..... 0,0020
Arséniate de soude TRACE
phosphate de chaux 0,0200
Fer et manganèse... 0,0005

Bicarbonates { de chaux......
de magnésie... } 0,0150

Silicates { de lithine..... 0,0030
de potasse .....
d'alumine ..... } 0,0270

Matières organiques. { acide ulmique.
Acide crénique } 0,0015

0,1309

SOURCES FERRUGINEUSES MANGANÉSIENNES CRÉNATÉE[S]

13° CENTIGRADES

Source du jardin dite source Dufay

Acide carbonique (Indices).

Proto-crénate de fer... 0,018 } *fer métallique 0gr,0333* 0,048

Id.   de manganèse. 0,006
Arsenic uni à ces métaux TRACE
Chlorure de sodium.... 0,046
Sulfate de soude 0,001

Silicates { d'alumine ....
de potasse ......
de lithine .... } 0,011

Phosphate de chaux...

Bicarbonates { de chaux........
de magnésie..... } 0,011

Matières organiques { acide crénique...
et apocrénique... } indéterminé.

0,117

Source des Dames.

Acide carbonique (Indices).

Proto-crénate de fer.. 0,0220

Id.   de manganèse 0,0020
Arsenic uni à ces métaux TRACE
Chlorure de sodium... 0,0500
Sulfate de soude 0,0010

Silicates { d'alumine ....
de potasse.......
de lithine .... } 0,0200

Phosphate de chaux...

Bicarbonates { de chaux........
de magnésie..... } 0,0100

Matières organiques { acide crénique...
et apocrénique... } indéter[miné.]

0,1050

L'eau de la rivière ou du torrent dit rivière de la Vée, qui coule au bas des sources, est peu chargée aussi de substances minérales, parce que l'eau coule sur des terrains granitiques : mais elle n'a pas de rapport avec l'eau des sources minérales de Bagnoles.

L'établissement thermal de Bagnoles-de-l'Orne est donc réellement bien doté avec ses sources *chlorurée sodique, sulfurée et arsenicale*, et les deux autres *ferro-crénatées, froides et graduées*. L'action de ces deux dernières est expliquée facilement par la nature des éléments spéciaux qui les minéralisent : *Le fer, le manganèse, l'acide crénique et l'arsenic*.

En peut-on dire autant de la première, la plus importante de Bagnoles ? Non assurément, puisque les éléments qu'on y trouve sont en très-minimes proportions, et par eux-mêmes, peu actifs. Toutefois comment nier l'action salutaire de cette source dont la connaissance remonte à des temps très-anciens.

Et lorsqu'à toutes ces époques, ainsi que de nos jours principalement les faits de guérison chaque année, obtenus par son emploi médical, sont constants et bien consciencieusement reconnus. Il y a donc lieu, plus que jamais de répéter encore que l'on ne sait pas tout sur les eaux minérales, que l'analyse chimique ne dit pas leur dernier mot, et enfin que la nature nous cache sans doute certains secrets.

Mais je ne crains pas de le dire, n'y a-t-il pas dans ces agents naturels de médication quelque chose *d'homœopathique* ? Car *l'homœopathie raisonnable* a bien sa raison d'être, dussé-je choquer certaines croyances médicales. Et certains états *allotropiques* des éléments, par exemple, ne peuvent-ils pas leur donner des vertus spéciales particulières ?

On sait, à n'en pas douter, qu'en composant fidèlement, par la synthèse, des eaux artificielles, d'après les analyses les plus rationnelles des eaux naturelles correspondantes, les produits imités représentent très-rarement les propriétés médicales de ces dernières. Ajoutons que beaucoup d'eaux naturelles, peu chargées de substances minéralisantes, dans les Pyrénées ou d'autres localités, agissent quelquefois d'une manières plus avantageuse sur certains malades, que d'autres analogues très-minéralisées. Il en est très-probablement ainsi pour Bagnoles, dont l'eau *chlorurée, sodique, sulfurée et arsenicale,* qui a d'assez grands rapports avec celles plus chaudes de *Plombières, du Mont-Dore et d'Evaux,* ou de *Montégut, Sécla,* offre une action douce très-favorable dans le traitement de ces affections de l'estomac, si communes, les *dyspepsies* contres lesquelles elle paraît surtout *spéciale.*

Conclusions.

L'établissement thermal de Bagnoles-de-l'Orne sous le rapport de sa richesse hydrologique, de l'abondance de ses sources, de leurs vertus reconnues depuis des temps très-reculés, et constatées chaque jour par la pratique médicale la plus consciencieuse; sous le rapport enfin de sa position topographique, et des sites charmants qui l'entourent, est sans contredit une station thermale des plus avantageuses et des plus agréables.

O. HENRY.

La Ferté-Macé. — Typ.-lith. Vᵉ A. Bouquerel.

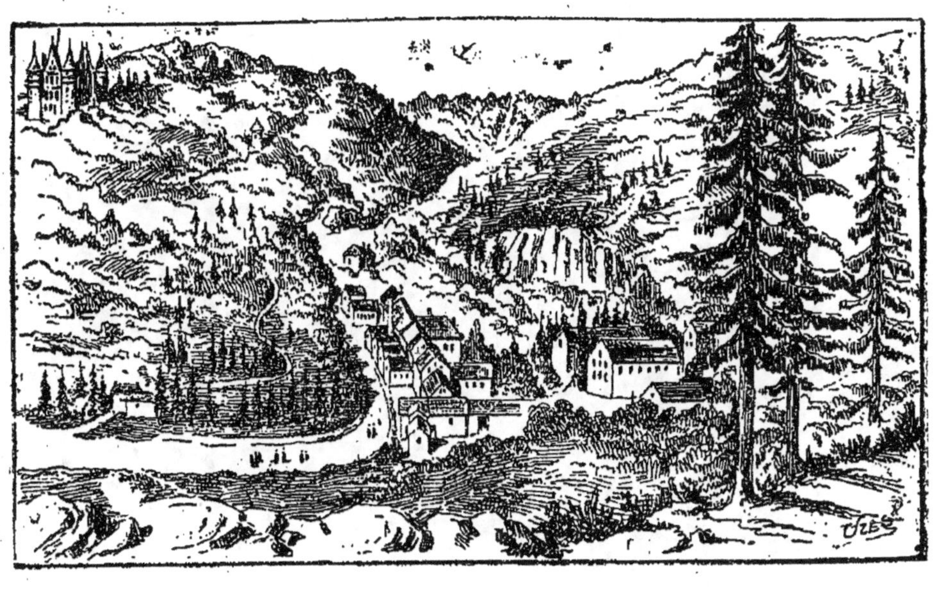

9 782019 318284